ACTION

PHYSIOLOGIQUE

DES

EAUX D'AIX

PAR

LE D' FRÉNOY

MÉDECIN CONSULTANT A AIX-LES-BAINS,
MEMBRE DE LA SOCIÉTÉ DE MÉDECINE PRATIQUE DE PARIS
CHEVALIER DE LA LÉGION D'HONNEUR

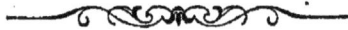

AIX-LES-BAINS
TYPOGRAPHIE ET LITHOGRAPHIE A. GÉRENTE
RUE HENRI MURGER

1878

ACTION PHYSIOLOGIQUE

DES

EAUX D'AIX

Minéralisation, thermalité, sont les deux termes communs de toute eau minérale en général. A Aix, il faut ajouter un troisième élément : c'est le mode d'application spécial, la manipulation, c'est-à-dire le massage.

Je me propose d'examiner ces trois termes et de chercher à donner la notion aussi exacte que possible de leur valeur en tant qu'agents hydrothérapes.

L'analyse chimique toute nouvelle (1) des eaux d'Aix nous donne, pour la quantité de principes sulfureux, un chiffre bien faible ; ce qui fait qu'on s'est demandé si l'on pourrait faire fond sur la sulfuration des eaux au point de vue externe, si celles-ci n'avaient, fort heureusement pour elles, à leur actif, le haut degré auquel elles émergent de terre. Cette élévation de température (45° à 46°) permet leur utilisation immédiate et leur adaptation à l'inhalation et à la vaporisation.

---

(1) Le lundi 25 février 1878, M. Wurtz a présenté à l'Académie des sciences un Mémoire de M. Wilm sur l'analyse des eaux d'Aix et de Marlioz.

Il convient donc d'examiner si elles agissent par le principe ou par le haut degré qu'elles possèdent. Pour moi, je serais tenté de croire que la thermalité d'abord et le mode d'emploi, le massage, sont, pour ainsi dire, la vraie richesse des eaux d'Aix. Cette opinion, du reste, ne saurait en rien nuire à ces excellentes eaux si riches déjà de guérisons ou d'améliorations à longue portée. Ne vaut-il pas mieux d'ailleurs, faire le jour sur ces questions, à une époque comme la nôtre, où la spéculation, sinon la science, forcent souvent la note vraie dans un but que le médecin ne peut ni ne doit poursuivre?

Qu'on veuille bien nous permettre, au début de cette étude, de présenter sur les eaux minérales en général, quelques considérations qui nous serviront à viser plus spécialement celles d'Aix-les-Bains.

Sans chercher ici à rouvrir une discussion sur la définition du mot même, nous admettons qu'on peut dénommer eau minérale : toute eau thermale ou non, dont l'application *intus et extra* produit un effet qui ne saurait être attribué qu'aux principes contenus dans le liquide vecteur.

Je dis *intus et extra*, car, par l'application purement externe, une action mécanique seule est obtenue qu'on obtiendrait avec de l'eau de rivière chauffée artificiellement. Je sais que cette opinion est controversée : Toutefois, jusqu'à preuve palpable du contraire, elle est et restera mienne.

Si donc nous sommes amenés à répondre à cette fameuse question : la peau absorbe-t-elle? Dans le sens de « l'enveloppe cutanée permet-elle le passage des substances médicamenteuses dans l'économie? » Nous dirons :

En dehors des orifices naturels, à l'état sain, la peau n'offre de solutions de continuité que celles des orifices des conduits excréteurs des glandes sudoripares. L'anatomie physiologique de ces follicules nous démontre l'impossibilité d'une circulation ou plutôt d'une endosmose de dehors en dedans.

Il en est de même pour l'absorption par la peau de substances gazeuses ou de substances médicamenteuses administrées à sec. Toutefois, il est incontestable que le mercure agit après des frictions massives qui le forcent pour ainsi dire à pénétrer nos tissus organiques. D'un autre côté, il y a des exemples incontestables de personnes dont les urines sentent la violette, après avoir eu contact quelconque avec l'essence de térébenthine. Il me paraît que cette dernière absorption doit se faire par les voies respiratoires. Mais cette étude ne rentre pas dans notre sujet actuel (1).

Il reste aussi bien entendu qu'à l'égard du mouvement inverse du dedans au dehors, nous faisons toutes nos réserves. Et, avec M. Merault, nous formulerons cette proposition :

« Tant que l'épiderme conserve son intégrité, qu'il
« n'est ni excorié, ni érodé, ni détruit, ni délayé
« (comme il l'est à la longue dans l'eau chaude), il
« oppose une barrière absolue à la pénétration dans
« l'organisme de l'eau ou des substances qu'elle peut
« tenir en dissolution » (Thèse de Paris 1867.)

---

(1) Je n'accepte pas complètement, et pour cause, les résultats des expériences tentées à Strasbourg en 1863-64 par M. Willemin. Toutefois, j'adhère à ses conclusions sur l'urine qui corroborent, du reste, mon opinion, en ce sens que la densité seule du liquide est changée. « Les fonctions de la peau ne s'accomplissent pas pendant le bain (Lebret). »

On m'objectera, je le prévois, l'exemple si concluant, dit-on, de l'absorption du sel marin par la peau aux bords de la mer. En fait, il n'en est rien : Le sel marin se dépose seulement sur l'enveloppe cutanée, ainsi qu'on peut s'en convaincre en goûtant, pour ainsi dire, avec la langue la peau d'un baigneur.

L'excitation causée à la périphérie par l'action toute externe du sel, détermine, par action réflexe, une diaphorèse et une sorte d'exhalaison d'eau : déperdition qui occasionne cette soif qu'on a si souvent invoquée comme preuve de l'assimilation endosmotique du sel marin. Quant au goût salé que les baigneurs à la mer ont généralement à la bouche, il faut l'attribuer aux vapeurs salines, à cette sorte de pulvérisation de l'eau de mer par les lames qui se brisent soit sur les plages caillouteuses, soit par leurs chocs incessants, et produisent ainsi une fine poussière d'eau salée : ce qui représente une véritable salle d'inhalation. C'est donc un mode spécial d'entrée par les ouvertures naturelles ; et la peau n'est ici nullement en jeu comme mode d'absorption.

On peut donc établir déjà que les eaux minéralisées peuvent être examinées comme action, sous deux formes :

I. — *Modus agendi :* Hydrothérapie thermale froide ou chaude, celle-ci se subdivisant en liquide chaud ou vapeur.

II. — Action spéciale sur l'épiderme.

A. Sain.

B. Modifié (excoriation, plaie ou dénudation).

Telles pourraient être les divisions d'un travail sur le mode d'action externe des eaux minérales, s'il ne fallait tenir compte, en général, d'un troisième et principal emploi pour certaines d'entre elles : l'entrée par les voies naturelles. Ici l'étude entre dans une autre phase. Commençons, s'il vous plaît, par celle-ci.

L'eau contenant en dissolution ou en suspension des agents médicamenteux peut être portée dans l'intérieur de l'économie de plusieurs façons :

I. — A l'état liquide, — boisson.

II. — A l'état de vapeur, — inhalation.

III.— A l'état de liquide pulvérisé et projeté,— pulvérisation.

Il faut immédiatement distinguer la boisson des autres modes. En effet, quelque soit le nombre d'heures que le malade est appelé à passer, soit devant un pulvérisateur, soit dans un vaporarium, les quantités d'eau minérale entrant dans l'organisme sont bien minimes. Il est plus rationnel d'examiner les effets de l'eau absorbée par verres (de 1 à 12 et quelquefois plus), et cela d'autant mieux que dans l'un de ces deux derniers modes d'absorption, la meilleure part du succès est due à un élément qu'on néglige trop je ne sais pourquoi : c'est le massage réel de la région par le jet liquide (pulvérisé ou non).

Tout d'abord, quelle sera la quantité de médicament incorporée ? Il est assez difficile de se prononcer en ce moment. La controverse entre la Bourbole et le Mont-Dore a passionné la société d'hydrologie ces temps derniers. Quelle est la quantité de substance active qui entre en jeu ? Quelle est la quantité absolument nécessaire ? Sur chaque quantité absorbée, n'y a-t-il pas, dans l'économie, un déchet au point de vue de la quantité employée localement ?

Je me borne à reproduire ces interrogations ; mon opinion n'est pas faite sur tous les points. Toutefois, on peut à cet égard consulter un très intéressant travail tout récemment publié par M. le Dʳ Champouillon, dans la *Gazette des Eaux*. Je ne saurais mieux faire que de reproduire un fait qu'il m'a signalé et qui se rattache à la dernière question posée plus haut. La lithine, souverain dissolvant des calculs uriques, lorsqu'elle est portée directement par injection dans la vessie, n'agit pas ou presque pas lorsqu'elle est administrée par les voies naturelles ! Et cependant elle est absorbée puisqu'elle est éliminée normalement ainsi que le prouve l'analyse chimique et spectroscopique (1).

Toutefois, à en juger par l'énergie des effets produits par la cure en boisson de certaines eaux (Contrexéville Vittel, Vichy), on ne peut nier que le médicament n'ait une action, et, souvent même imprévue, vu la durée de l'affection et l'indifférence de celle-ci aux traitements divers tentés jusque là ! Nombre de praticiens admettent que, sous l'influence d'un changement de vie momentané, en l'absence de préoccupations journalières, à l'aide d'un régime hygiénique meilleur sous le rapport du changement d'air et de nourriture, le médicament, précédemment sans grande action sur l'organisme malade, retrouve sa puissance. Il y a là, bien évidemment, un ensemble de conditions qui peuvent rendre l'économie plus apte à ressentir les effets d'un traitement ; et, pour citer un exemple à l'appui, la cure de raisin suivie chez soi ne produit en rien les effets de la même cure suivie à la campagne, et surtout après une saison à une station thermale spéciale.

---

(1) Cette élimination par les urines est-elle bien une preuve d'absorption effective ? Et les substances médicamenteuses qui s'éliminent ainsi ont-elles donc réellement exercé leur action ?

Du reste, la question fort complexe du mode d'action interne des eaux minérales, demande à être traitée à part. Cette étude devra commencer par l'examen des actions comparées d'eaux de même essence, mais diversement minéralisées. S'il est possible, nous l'aborderons dans un travail ultérieur. En ce moment, restons sur le terrain que nous avons choisi. Pour répondre à la question posée tout à l'heure nous dirons : La quantité de médicament absorbée est proportionnelle à la quantité de liquide vecteur bue. Et j'ai une forte tendance à croire que sous l'influence du stimulus général que ressent l'économie pendant le traitement thermal, celle-ci tolère mieux certains agents médicamenteux et s'y montre plus sensible ou moins rebelle qu'à l'état de vie ordinaire.

Qu'il soit bien entendu que je ne fais, ici, en rien, allusion à cette prétendue preuve de la soi-disant fièvre thermale ou embarras gastro-intestinal qui survient chez nombre de buveurs d'eau chaude : pour moi la seule chaleur de l'eau (1), en tout cas, le changement de vie suffit pour expliquer cette forme d'embarras gastrique.

Comme nous l'avons dit plus haut, toute eau minérale peut entrer dans l'organisme sous forme de vapeur : c'est là le but de la création des salles d'inhalation. Dans ce cas intervient un agent précieux, c'est la température de cette eau à son point d'émergence. En effet, on ne saurait contester qu'une eau chaude chargée de principes gazeux, captée à sa sortie de terre, ne contienne plus de ces principes qu'une eau identique

_____

(1) Au delà d'un certain degré (15°), l'eau minérale chaude constipe : Refroidie, elle peut devenir laxative. (Lebret).

mais froide qu'il faudra chauffer avant de la livrer à la salle d'inhalation! Cela est tellement vrai, que les établissements d'eaux froides nouveaux construisent ces salles de telle façon que l'eau projetée sur une surface inclinée se pulvérise et constitue ainsi une atmosphère de vapeur froide, si l'on peut l'exprimer ainsi, et pour mieux dire, un brouillard artificiel, dans lequel on fait vivre le malade pendant un nombre d'heures déterminées.

Ce mode d'opérer nous amène à la troisième forme qui est la pulvérisation. Elle ne diffère de la précédente que comme le petit du grand. Cette façon d'utiliser une eau minérale s'opère de deux manières :

I. — En projettant l'eau elle-même par un ou plusieurs conduits filiformes qui dirigent ainsi un ou plusieurs jets puissants et fort minces.

II.— En faisant appel à l'eau au moyen d'un courant de vapeur d'eau ordinaire qui aspire l'eau et la pulvérise.

Comme pour la forme précédente, ces deux manières d'opérer s'adaptent plus spécialement l'une à l'eau chaude et l'autre à la froide. Il est facile toutefois de saisir combien la première méthode est préférable : c'est l'eau minérale elle-même et parfaitement pure qui est projetée ; tandis que, dans la seconde, il y a mélange de liquide vecteur et de vapeur d'eau non minéralisée.

Mentionnons, pour mémoire, un procédé qui rentre dans la première méthode et qui consiste à faire chauffer l'eau minérale froide pour pouvoir alors la projeter directement. Une objection capitale doit être faite : c'est la déperdition médicamenteuse incontestable et inévitable pour les eaux minérales froides qu'on rend artificiellement chaudes !

Quel qu'ait été le mode d'entrée, le liquide a pénétré. Comment va-t-il agir?

Ici se place la grande question de quotité de ou des agents médicamenteux auxquels le liquide a servi de véhicule. On peut dire en général que la boisson s'adresse aux voies digestives, gastro-intestinales : l'inhalation aux voies respiratoires, grosses bronches ; et enfin la pulvérisation aux premières voies respiratoires (1).

En ces conditions, de quelle importance sera pour chacun de ces organes, la quantité du médicament actif? Très grande dans la boisson, effective dans l'inhalation, elle devient nulle ou à peu près dans la pulvérisation. En effet, cette dernière agit surtout par le massage, le pétrissage, si j'ose m'exprimer ainsi, que fait subir à la région la poudre d'eau ainsi projetée.

Nous n'avons pas parlé des autres voies naturelles, telles que le rectum. Bien rarement, en effet, on a eu à faire emploi des eaux minérales par cet orifice ; il est à croire que seules les eaux extrêmement chargées auraient une action vraie ! leur rôle, en tout cas, serait celui de véhicule du médicament actif. Aix, sous ce rapport, ne peut faciliter cette étude. Nous en laissons le soin à ceux de nos confrères qui, plus favorisés que nous à cet égard, manient des eaux très minéralisées.

Nous avons dit, au début, que le mode d'action des eaux minérales peut et doit être envisagé, pour l'usage externe, suivant sa thermalité froide ou chaude. Il faut distinguer, dans ce dernier cas, les modes d'application selon que l'eau est à l'état liquide ou à l'état de vapeur.

------

(1) Je range la pulvérisation sur des régions externes (pr. ex. FACIALE) dans les douches de vapeur locales (par application externe).

En général, quel que soit cet état, l'eau minérale
agira sur l'épiderme modifié suivant :

I. — L'action propre de l'eau.

II. — L'action spéciale du ou des principes minéra-
lisateurs.

Et, pour rappeler la définition donnée plus haut,
j'entends par épiderme modifié, l'épiderme ayant perdu
son intégrité : qu'il soit ou détruit, excorié ou érodé,
ou seulement délayé (macéré comme après un long
séjour dans l'eau chaude). Comme on le voit, il y a là
une action complexe qui demande, pour être élucidée
la notion du *modus agendi* de l'eau sur l'épiderme sain.

Divers auteurs ont déjà traité de l'application
externe des eaux minérales en général. Aix a sa no-
menclature d'auteurs à citer; et on ne saurait mieux
faire que rappeler ici les travaux de MM. Bertier père
(1858), Berthet (1862), Vidal (1867), Bertier fils (1873),
Brachet (1875). Après eux, il n'y a rien à ajouter surtout en ce qui a rapport au traitement des maladies
journellement soignées à Aix. Toutefois, un point
semble avoir été un peu négligé, c'est l'action physiologique de nos eaux. Je me propose d'insister sur
cette étude.

M. le docteur Demeaux, de Lyon, a bien voulu me
fournir le résultat de ses expériences personnelles;
j'y joins les miennes.

Je n'insisterais pas sur la boisson. Bue à l'Etablis-
sement, l'eau de soufre semble plus chargée d'un goût
d'œufs couvés que sa sœur l'eau d'alun qui, malgré l'analyse, paraît contenir plus de gaz. Sauf cette différence de
goût, ces deux eaux ont la même composition et les
mêmes effets qui sont ceux de toutes les eaux chaudes :
quelquefois légèrement laxatives au début, mais ame-

nant assez vite un état saburral qui précède parfois un
réel embarras gastrique.

Est-ce à dire que la station d'Aix ne doive voir que des
maladies à manifestations en quelque sorte externes ?
non pas certes. N'avons-nous pas sous la main Marlioz
(à 1 kilomètre) pour l'inhalation sulfureuse à haute dose,
et Saint-Simon (à même distance) comme eau alcaline?
plus loin Challes (voir l'analyse récente de M. Wilm qui
lui attribue le plus haut degré sulfhydrométrique
connu), Coise, et enfin la Bauche (du fer liquide !)

Les eaux d'Aix sont thermales, chaudes, minéralisées par l'acide sulfhydrique (4° au sulfhydromètre)
et chargées d'une proportion notable de sulfuraire
qui les rend un peu onctueuses. Elles sont fournies
par deux sources qu'on a dénommées source de soufre
et source d'alun, distantes l'une de l'autre d'une
soixantaine de mètres.

Ces eaux qui viennent vraisemblablement d'une pro-
fondeur de 1,200 à 1,500 mètres environ, à en juger
par leur thermalité, sont probablement alimentées par
une nappe située sous les monts Nivolet. Challes et
Marlioz sont sans doute les orifices de conduits plus
directs mais plus étroits : de là, degré sulfhydrométrique plus prononcé en même temps que thermalité
diminuée !

Il est infiniment probable que les eaux se subdivisent
en minces filets souterrains ; et, qu'à divers points, elles
se font jour et constituent de petits ruisseaux ignorés,
la plupart du temps. Vraisemblablemet plusieurs de
ces filets se rendent au lac du Bourget, où par place,
les baigneurs, pêcheurs, ou bateliers ont pu constater
des étendues d'eau réellement chaude. Est-ce à ces sources qu'on doit attribuer de ne jamais voir geler le lac ?

En tous cas, les sources qui sourdent à Aix, cheminent à proximité de la surface terrestre pendant un temps plus ou moins long, assez considérable à coup sûr, pour que les pluies abondantes qui tombent sur leur parcours influent sur la température des bains. Il n'est pas rare qu'une pluie torrentielle nocturne dans la montagne, suffise pour abaisser la température de l'eau au griffon de 2°, 3°, 5°, et même 8°, et 10°.

Les sources de Challes et de Marlioz qui émergent probablement de conduits plus étroits mais plus directs, ont conservé leur degré sulfhydrométrique en perdant de leur thermalité. Au contraire les eaux d'Aix, venues par grosses masses, ont gardé leur thermalité, mais ne marquent plus que 4° au sulfhydromètre.

De nos jours, on a confondu l'usage des sources de soufre et d'alun. La nouvelle analyse chimique est venu contrôler celle de Bonjean (1838-1850). Toutefois, on ne peut encore parler qne par hypothèse. Ainsi, à la buvette de l'Établissement, on peut déjà s'assurer d'une notable différence de goût, tandis que la source de soufre est franchement sulfureuse, celle d'alun n'a plus qu'une saveur légère et est un peu styptique ; elle est presque agréable à boire. Cette dernière offre aussi cette particularité que 20 minutes après sa sortie à l'air, elle ne noircit même plus le papier de Saturne. Pour expliquer ce phénomène, on a pensé que le trajet en tuyaux parcouru par l'eau d'alun du griffon à l'Établissement (environ 60 mètres), suffisait pour lui faire perdre le gaz sulfhydrique qu'on retrouverait sous forme de barégine ou sulfuraire : il est certain que cette source fournit à certains jours de véritables scories de sulfuraire, ainsi qu'on peut le constater dans les piscines !

C'est au dessus même de la source de soufre, à une cinquantaine de mètres de celle d'alun qu'a été construit l'Établissement d'Aix. On l'a trop souvent dépeint pour que je m'arrête à une nouvelle description. Il se divise, au point de vue de la distribution des eaux, en trois étages.

Au plus élevé, les eaux ont environ sept mètres de chute ; au moyen, dix mètres, et enfin au rez-de-chaussée, 16 mètres. Ces chiffres n'ont d'importance qu'au point de vue : projection, c'est-à-dire douche et (de façon corollaire) massage ; car, pour les bains, cela n'a aucune signification. En effet, ceux-ci sont fournis en grande partie par l'eau d'alun à laquelle vient se mélanger l'eau de soufre en quantité relativement faible. Signalons, toutefois, l'heureux aménagement qui permet de recueillir les vapeurs de la source de soufre sur laquelle est bâti l'établissement, et de les diriger tout directement sur les salles d'inhalation et de pulvérisation.

Qu'on veuille bien nous pardonner la brièveté de cet exposé ! notre but est seulement d'étudier l'action physiologique de nos eaux. Nous avons dit, plus haut, que cette étude devrait être envisagée suivant que l'eau était appliquée intus ou extra :

Intus, c'est la boisson.

Extra, c'est le bain.

Et $\left\{\begin{array}{l}\text{forme mixte :} \\ \text{Intus et extra}\end{array}\right. \left\{\begin{array}{l}\text{douche} \\ \text{étuve}\end{array}\right\}$ Massage

I. *De la boisson.* — L'eau d'Aix ne se boit pas à proprement parler. Elle est cependant (à haute dose 4 ou 5 verres), légèrement diurétique, à la source de soufre et un peu gazeuze, à la source d'alun. La première a une saveur franchement sulfureuse sans grande odeur. La deuxième offre un petit goût presque acidule.

II. *Le bain.* — Se donne en baignoires ou en piscines. En baignoire, il y a le bain partiel ou demi-bain et le bain complet.

Employé surtout dans les stations à eaux très minéralisées ou sur indications spéciales, le demi-bain est à peu près inconnu à Aix.

Le bain général est ordinairement pris à la température de 33° à 36°. Son action sur l'homme sain varie suivant la température et la durée. Légèrement existant au début, il amène, d'abord, une légère sueur à la tête, une petite augmentation de la respiration et souvent une accélération notable du pouls. Puis ces phénomènes cessent au bout d'une demi-heure; et le baigneur ressent une sédation véritable. Le pouls remonte pour se maintenir généralement au-dessus (mais, quelquefois aussi, au-dessous) du rhythme d'entrée, et le thermomètre se tient à 1° ou 2° près à la température d'entrée; il peut même descendre au-dessous! La respiration reste cependant un peu plus accentuée.

Mais ces effets qu'on peut, à bon droit, appeler sédatifs dans les bains, changent étonnamment dans la piscine. Celle-ci, remplie d'une eau qui varie de 33° à 37°, est assez vaste pour permettre l'exercice de la natation. Aussi, les phénomènes de la réaction sont-ils beaucoup plus marqués.

Après un premier moment de bien-être complet, un mouvement congestif s'opère sur toute la surface cutanée et notamment à la tête. Le besoin se fait sentir de larges inspirations; et la respiration augmente de fréquence. Le pouls subit des oscillations quelquefois considérables, surtout chez les baigneurs qui se meuvent continuellement comme dans une eau courante ; et on remarque, chez certains d'entr'eux, des augmentations de 12 à 24 pulsations. Cette exacerbation peut être calmée instantanément par la douche froide (14° à 18°), mais seulement d'une façon momentanée : car la circulation reflue à la peau très promptement ; et il est fréquent de voir sortir les baigneurs de la piscine en état de sudation étonnante. On évite cette rubéfaction cutanée par contre-coup en se replongeant, un instant, après la douche froide, dans la piscine avant de sortir.

Toutefois, il importe ici de signaler un phénomène inexpliqué jusqu'à ce jour. Ces bains de piscines pendant lesquels les nageurs plongent sous l'eau et se livrent au plaisir de la natation véritable, sont souvent la cause de l'apparition de manifestations sur le conduit auditif externe. Et plusieurs auristes ont déjà noté des otites externes très tenaces à la suite de bains, chez des gens ordinairement bien portants et de constitution souvent très vigoureuse.

La température qui est le corollaire obligé des mouvements cordiaques, subit, elle aussi, des oscillations remarquables : depuis 2/10 de degré jusqu'à 8/10. Le plus généralement cependant, le chiffre n'augmente pas proportionnellement avec les mouvements du pouls. La douche froide a ici un effet bien plus marqué et plus tenace sur l'enveloppe cutanée.

Les bains tièdes (24° à 32°), et plus rarement encore, les demi-bains, ne sont administrés qu'à des sujets trop nerveux pour supporter la température ordinaire. Ils sont courts et procurent une sédation remarquable ;

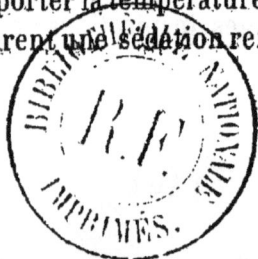

mais, par le fait même, ils sont privés d'une propriété
très particulière des bains d'Aix, et qui est la suivante :

A de très rares exceptions près, le baigneur qui a
eu autrefois des douleurs rhumatismales (musculaires
ou articulaires) les ressent à nouveau pendant un temps
qui varie de une à plusieurs heures, le jour même du
premier bain général ou surtout de celui de piscine.
Et cette sensation est tellement vraie que le malade se
préoccupe, le plus souvent, du retour possible de
l'affection ancienne !

III. *Douche*. — Comme l'a dit M. le docteur Lebret,
la meilleure définition de la douche est encore celle de
Patissier : Une colonne d'eau venant frapper une partie
quelconque du corps avec une vitesse déterminée.
Toutefois, quels degrés à parcourir depuis la pluie
jusqu'au gros jet qu'on emploie à Aix ? Quels différents
modes d'action depuis le panier jusqu'au pulvérisateur ?

A Aix, la douche peut être simple, générale ou
locale, et donnée avec de l'eau tiède, chaude, ou en
vapeur. Elle peut être aussi accompagné de massage
général ou local. Enfin elle peut être précédée de la
sudation par l'étuve. Mais, dans ces deux derniers
cas, la douche se trouve reléguée, comme importance,
au dernier plan.

Comme on le voit, c'est de l'hydrothérapie thermale !
et, en effet, ce ne serait absolument que cela, si Aix
n'avait son procédé spécial, le massage. Je réserve
l'étuve qui agit à la fois extra et intus.

Nous n'insistons donc pas sur les procédés connus
dans tous les établissements hydrothérapiques : douches écossaises, en pluie, en cercle, ascendantes;
pulvérisations sur des régions diverses, etc., ni sur les
procédés de bains de vapeur, en caisse (généraux) ou

en applications locales ; nous ne nous arrêterons que sur ceux qui caractérisent les eaux d'Aix.

La douche se donne surtout avec un tube de la grosseur de l'avant-bras d'un enfant. Ce jet mouille en nappe la partie sur laquelle il est dirigé par le genou du masseur qui, sous cet arrosage, se met à pétrir les chairs du patient. Je dis *pétrir* avec intention, car ce n'est pas là malaxer les tissus et les articulations ! c'est une série de chocs avec la paume de la main, chocs adoucis par le flot chaud qui coule. Ce n'est en rien le massage du bain turc, ou le nègre, après avoir malaxé chaque muscle pour ainsi dire, passe à chaque articulation qu'il fait jouer jusqu'à faire trembler le baigneur pour ses pauvres jointures.

Sous ce pétrissage d'une durée de 10 à 15 minutes, la peau se congestionne légèrement tout d'abord ; puis la sudation s'établit abondamment. Comme corollaire, on voit la température d'entrée s'abaisser de 1° environ à la sortie, surtout si le baigneur a été soumis aux arrosages en pluie après le massage.

La douche générale avec massage produit une fatigue réelle qui oblige souvent à faire transporter le malade en chaise à porteurs. Toutefois cette lassitude diminue, le plus généralement, dans la journée ; et, sous l'influence du retour des fonctions cutanées qui se font certainement beaucoup mieux, un véritable bien-être envahit l'organisme.

Je n'insisterai pas ici sur les applications aux diverses affections des douches locales d'eau ou de vapeur, ce serait entrer dans le domaine thérapeutique ! Qu'il me soit permis toutefois de signaler les effets remarquables qu'on obtient dans les affections arthritiques traumatiques, devenues chroniques ou ayant dépassé notoirement la période aiguë. Je passerai de suite à l'étude de l'étuve qui est la caractéristique spéciale du traitement à Aix.

L'étuve se compose d'une petite pièce dans laquelle un fort jet d'eau se trouve projeté sur un plan incliné et s'y brise en formant une réelle atmosphère d'eau pulvérisée et d'eau en vapeur. Le baigneur à son entrée, se trouve comme suffoqué, et éprouve une difficulté de respirer parfois très considérable, quelques affusions froides ou tempérées sur la tête et la face font disparaître cette sorte d'angoisse.

Au bout de fort peu de temps, 2 à 3 minutes, la poussée sudative s'opère; et le corps ruisselle littéralement: ce qui accompagne une sorte de bien-être relatif.

Le pouls et la respiration ont suivi les mêmes phases. Après la période d'augment à l'entrée, il y a accalmie. Quand à la température, elle monte rapidement jusqu'à 39° — 39°5; au bout de 5 à 8 minutes, il y a un temps d'arrêt de 3 à 5 minutes. A ce moment se fait l'équilibre entre la température du corps et celle du milieu. La peau est rouge et inondée, non plus seulement de sueur, mais aussi d'humidité : il y a arrêt de la transpiration. Le baigneur se sent néanmoins à l'aise : c'est, du reste, le moment ou on le fait passer à la douche, qui, donnée avec de l'eau moins chaude, et, dans un local moins chargé de vapeurs, procure un soulagement immédiat.

Donc le séjour à l'étuve humide doit être court. Il n'en est pas de même pour ces étuves locales, si je puis m'exprimer ainsi, qui sont l'inhalation ou le humage. Ces procédés ont pour but de mettre le pharynx, le larynx et les bronches dans un bain de vapeur qu'on peut prolonger sans crainte ! (1)

Tel est le mode d'action physiologique de la douche caractéristique d'Aix : étuve, douche et massage en sont les trois termes. On peut donc conclure que l'étuve, malgré les abus qu'on a pu commettre, est et doit rester l'agent principal de ces eaux. Les Romains en avaient déjà jugé ainsi autrefois : car tout ce qu'on découvre des anciens thermes nous montre surtout des vaporaria.

En dehors de la sudation que les eaux spéciales d'Aix procurent, on y fait de l'hydrothérapie thermale qui favorise le relèvement consécutif de l'organisme. Dans cet ordre d'idées il faut mentionner le traitement par les simples arrosages prolongés d'eau à 32° (2) : modération véritablement sédative !

Le traitement général est quelquefois suivi d'une éruption vésiculeuse, accompagnée souvent de démangeaison, qui a un nom connu : la poussée thermale. Cette poussée est, à mon avis, improprement attribuée à l'effet des eaux : c'est, je crois, l'analogue de la gale bédouine d'Algérie. Avec un régime de sudation semblable, il est parfaitement admissible et tout naturel de voir ces poussées vésiculeuses qu'on observe dans tous les pays chauds et humides !

En résumé, suivant son désir, le médecin obtient une médication :

---

(1) Le docteur Berthet, phthisique, déclare que l'inhalation chaude d'Aix convient mieux au 1er degré (hémoptysie) que l'inhalation froide de Marlioz.

(2) Ces douches en pluie sont toujours accompagnées d'un arrosage sur les jambes et les pieds pour éviter une réaction trop vive à la tête.

1° Existante ou révulsive.

2° Sédative ou tonique.

Et maintenant, quelle est la spécialisation d'Aix-les-Bains?

Le rhumatisme, en particulier, et, en général, les maladies relevant d'une suppression ou modification des fonctions cutanées. Et, sous cette dénomination, il faut comprendre les affections chirurgicales et traumatiques (intéressant surtout les articulations) après lesquelles les membres n'ont repris qu'incomplètement leurs fonctions normales.

Quel doit être le mode d'application?

Le bain de vapeur à dose fractionnée, à température uniforme (40° à 42°). Les contre indications se déduisent par là même : les maladies organiques du cœur confirmées, la tendance aux congestions et, peut être aussi, le nervosisme, surtout compliqué de chloroanémie. Il importe toutefois, dans ce dernier cas, de ne pas confondre avec la chloro-anémie rhumatismale qui sera, au contraire, susceptible d'une grande amélioration, sinon d'une guérison, à l'aide d'un traitement prudemment approprié.

En somme, un fait existe : inexpliqué, il est vrai ! c'est la différence d'action bien réelle entre un bain (eau ou vapeur) ordinaire, et un bain semblable à Aix, différence en faveur de ce dernier ! Quel est le pourquoi? Faut-il le voir dans la faible minéralisation de l'eau ? Serait-ce, comme l'a indiqué Scoutteten, l'électricité thermale? Je ne sais. Pour l'observer, il manque bien des notions et, d'abord, un instrument, un galvanomètre, qui permette de saisir cette force insaisissable qui nous entoure. Cette électricité est-elle dans l'eau ou se développe-t-elle dans notre organisme même, vis-à-vis de certaines eaux ? Autant de questions dont la solution n'est peut être pas loin, mais qui nous entraîneraient dans un champ trop vaste, celui des hypothèses, qu'il faut explorer seul jusqu'à l'apparition d'une preuve !

Un autre élément doit entrer pour beaucoup dans la curation des affections ou, à coup sûr, doit favoriser singulièrement l'effet des eaux ; c'est la chaleur. Par sa situation, Aix-les-Bains se trouve dans des conditions de température fort remarquables qui ont fait songer à créer une station d'hiver ; et, bien certainement, les malades y feraient un séjour bien plus profitable qu'en été ! Il y a entre Aix et Chambéry, une différence de plusieurs degrés, surtout en hiver. A ce propos, me sera-t-il permis de signaler un désidératum à remplir ? L'établissement ne possède aucun instrument destiné à l'observation journalière de la température extérieure : baromètre, thermomètre, hygromètre font défaut ! Il serait, cependant, bien utile de posséder ces notions météorologiques que presque toutes les stations méditerranéennes même de moindre importance, possèdent depuis longtemps. Un premier pas a déjà été fait : l'analyse des eaux. A quand le second ?

P.-S. — Je n'ai, durant le cours de cette étude, fait que mentionner les eaux de Marlioz, annexe précieux de la station d'Aix. Je n'en dirai qu'un mot.

Situées à un kilomètre d'Aix, ces eaux froides sont fortement minéralisées ; car elles marquent au sulfhydromètre 16° (soufre) : ce qui les place immédiatement au-dessous de celles de Challes qui sont les plus sulfureuses de France (Wilm). Leur application se ressent de la thermalité (11°) ; elles se prennent, surtout, par les voies naturelles, en boisson et en inhalation.

En boisson, comme adjuvant interne du traitement d'Aix, elles se recommandent dans les inflammations catarrhales chroniques, les engorgements glandulaires viscéraux, et en général dans les manifestations du lymphatisme et de la scrofule.

En inhalation, elles sont remarquables dans les affections des voies respiratoires, inflammatoires, catarrhales ou chroniques.

En un mot, leurs qualités ressortent de leur composition, sulfureuses et légèrement bromo-iodurées. Elles constituent ainsi le complément presque indispensable d'Aix-les-Bains.

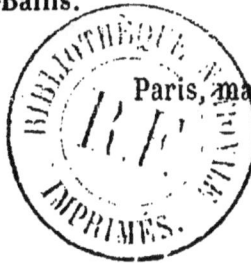

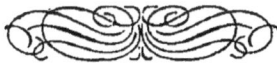

Paris, mai 1878.

Aix. — Imp. GÉRENTE.

www.ingramcontent.com/pod-product-compliance
Lightning Source LLC
Chambersburg PA
CBHW070807220326
41520CB00053B/5527